EXPOSITION UNIVERSELLE DE 1867

A PARIS

RAPPORTS DU JURY INTERNATIONAL

PUBLIÉS SOUS LA DIRECTION

DE M. MICHEL CHEVALIER

APPAREILS ORTHOPÉDIQUES

PROTHÈSE CHIRURGICALE — BANDAGES

SECOURS AUX BLESSÉS

MODÈLES D'ANATOMIE

PAR

M. le Docteur TILLAUX

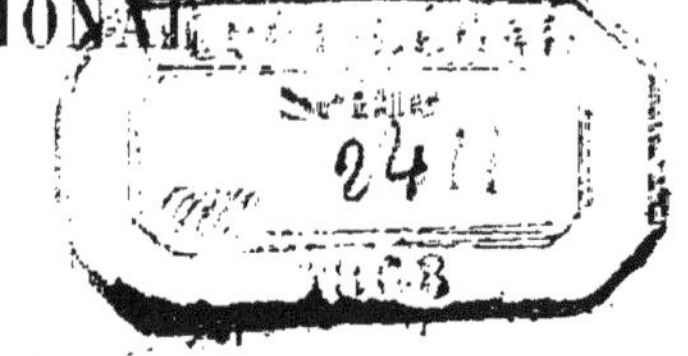

PARIS

IMPRIMERIE ET LIBRAIRIE ADMINISTRATIVES DE PAUL DUPONT

45, RUE DE GRENELLE-SAINT-HONORÉ, 45

1867
1868

APPAREILS ORTHOPÉDIQUES

PROTHÈSE CHIRURGICALE

BANDAGES — SECOURS AUX BLESSÉS

—

CHAPITRE I.

APPAREILS ORTHOPÉDIQUES.

Les appareils orthopédiques, ainsi que l'indique l'étymologie du nom (ὀρθὸσ, droit, παῖσ, enfant), ont tous pour but de redresser les parties du corps ayant déjà pris, ou qui tendent à prendre, une direction vicieuse, surtout pendant l'accroissement. Ces appareils sont très-nombreux à l'Exposition ; ce qu'explique l'usage fréquent que l'on a lieu d'en faire dans la pratique.

Ils remplissent deux indications différentes basées sur la nature même de la déformation. Quelques-uns de ces appareils sont destinés au mal de Pott, et il nous paraît essentiel que ceux-là n'aient pas pour but de redresser, mais seulement de soutenir les parties, car la déformation n'est souvent que le résultat de l'effort fait par la nature pour guérir l'enfant, et en redressant, on fait courir au malade les plus grands dangers. Malgré les modèles ingénieux exposés par MM. Robert et Collin, Mathieu, etc., nous donnerions volontiers le conseil aux fabricants de ne point faire d'orthopédie proprement dite dans le mal de Pott, mais seulement des appareils contentifs.

L'orthopédie est appliquée spécialement au cou pour combattre le torticolis, au tronc pour s'opposer à la scoliose, et aux pieds pour guérir le pied-bot. L'Exposition, et principalement dans la partie française, est très-riche d'appareils propres à la guérison de ces différentes affections.

Un collier de cuir durci et moulé, allégé par de nombreux trous, ainsi que l'a pratiqué M. Mathieu, me paraît être un moyen aussi ingénieux que simple pour maintenir le cou dans la rectitude complète. Il peut remplacer avantageusement, dans presque tous les cas, les appareils connus.

Les corsets orthopédiques, destinés à corriger les déviations de la colonne vertébrable, se rencontrent dans les vitrines françaises et étrangères, excepté dans celles de l'Angleterre, dont l'exposition est à peu près nulle pour les appareils qui nous concernent. Ces corsets sont remarquables par leur élégance et leur légèreté, sauf en Espagne où ils ressemblent à de véritables armures. La légèreté ne doit pas exclure la puissance, et ce résultat a été obtenu par plusieurs fabricants, d'une manière très-heureuse, en exerçant une traction constante et énergique à l'aide des bandes en caoutchouc. Nous mentionnerons un corset avec point d'appui antérieur exposé par M. Olsen, de Copenhague, et deux corsets ingénieux, avec crémaillère d'accommodement et à courroie concentrique, exposés dans la vitrine de MM. Robert et Collin.

Les appareils contre le pied-bot ne sont pas moins nombreux, chaque fabricant désirant avoir le sien ; je leur ferai, en général, le reproche d'être trop compliqués. Il est juste de signaler celui de M. Werber, plus simple et d'une action aussi efficace que les autres. Mais ce que nous préférons, c'est la guêtre de M. Mathieu. Il ne faut pas oublier qu'une fois la ténotomie pratiquée, et il n'y a pas de redressement possible sans cela, l'appareil le meilleur est l'appareil inamovible, exerçant une pression uniforme et *sans courroie*. La courroie produit bien souvent la gangrène ; aussi la guêtre de M. Mathieu, sans courroie, constitue-t-elle, à notre avis, un progrès réel.

Pour obvier à l'adduction du pied après le redressement, un des appareils de M. Mathieu présente une courroie qui, reliant en arrière les deux membres inférieurs, force les pieds à basculer en dehors.

Les tuteurs employés par MM. Robert et Collin pour la construction de leurs appareils orthopédiques nous ont paru avoir des avantages marqués. Au lieu d'offrir une tige unie et pleine, l'acier est courbé en gouttière, ce qui rapproche le tuteur d'une tige creuse, par conséquent plus résistante bien que plus légère.

Nous rapprocherons des appareils orthopédiques les appareils pour la coxalgie exposés par plusieurs fabricants, les appareils à mouvement pour les fausses ankyloses ; nous n'avons trouvé là, du reste, aucun progrès accompli depuis 1862.

En ce qui concerne l'orthopédie, il n'y a en réalité rien d'essentiellement nouveau à l'Exposition, si ce n'est la collection des appareils de M. le docteur Taylor, de New-York. De ces appareils, les uns sont destinés à corriger les déviations vertébrales, consécutives au mal de Pott, la scoliose; les autres ont pour but de guérir les paralysies musculaires propres à l'enfance, au moyen de l'exercice local des muscles. M. le docteur Taylor a exposé des modèles d'appareils extrêmement ingénieux, qui permettent à l'aide d'un exercice local soutenu, de développer certains muscles ou certains groupes de muscles.

Le corset orthopédique du docteur Taylor est fort remarquable et diffère complétement des appareils analogues exposés dans le Palais. Nous ne saurions mieux faire que de reproduire ici ce qu'en a dit, à l'Académie de médecine, le chirurgien français le plus compétent, M. le docteur Bouvier. L'appareil du docteur américain Taylor a pour but d'obtenir tous les avantages de la position horizontale, tout en permettant au malade l'exercice et le grand air. Avec cet appareil, le docteur Taylor cherche à protéger les vertèbres malades dans la station verticale; comme le ferait le décubitus dorsal sans le secours de l'instrument. C'est comme un lit, attaché solidement à la région dorsale, l'instrument exerçant sur la colonne vertébrale la même pression que la pesanteur lorsque le malade est couché. Cette force est uniquement antéro-postérieure.

L'appareil est un simple levier qui élève la partie supérieure de la colonne vertébrale, et qui prend pour point d'appui les apophyses transverses. Ainsi, tandis que la pression sur les articulations des apophyses transverses saines est augmentée, on diminue considérablement la pression sur le corps des vertèbres malades. L'instrument est articulé et agit comme une colonne vertébrale supplémentaire. Sa disposition permet d'apprécier exactement et de modifier le degré de force employée, afin d'imprimer au traitement une progression constante et régulière. Il favorise aussi les contractions des muscles spinaux.

Le docteur Taylor a donné ses soins entre autres à un garçon âgé de sept ans, qui porte l'instrument depuis quatre années. Les symptômes fondamentaux de la maladie étaient d'une gravité peu commune ; les vertèbres lombaires avaient déjà commencé à faire saillie. Un soulagement très-notable suivit promptement l'application de l'appareil, et les progrès subséquents de la maladie furent arrêtés aussitôt. Il ne pouvait pas y avoir d'erreur dans le diagnostic, car il reste encore une légère saillie, dont le développement a été arrêté depuis quatre ans par l'action de l'appareil; mais la santé de l'enfant est bonne, et il a pu faire de l'exercice pendant toute la durée du traitement. C'est cette possibilité de sortir au grand air, tandis que le siége de la maladie est garanti contre toute pression , qui constitue la supériorité de cette méthode de traitement.

Le deuxième appareil est destiné à la contre-extension dans la coxalgie. L'idée de la contre-extension appartient au docteur Davis, de New-York; mais cet instrument n'en est pas moins l'invention du docteur Taylor. Il se compose : 1° d'un bandage muni de deux courroies qui embrassent le périnée pour l'extension en haut; 2° d'une longue attelle extensible recevant sous le pied une courroie, qui est la continuation des courroies adhésives appliquées le long de chaque côté de la jambe et autour du membre; cette courroie produit la contre-extension. L'allongement se fait au moyen d'une vis située latéralement.

Non-seulement la tonicité des muscles est surmontée, et l'articulation préservée de toute pression ou secousse, mais encore, pendant la locomotion, le poids du corps est reçu par l'instrument, car le corps repose sur les courroies qui embrassent le périnée.

Il résulte de l'expérience du docteur Taylor que, lorsque la tonicité des muscles de la hanche est complétement surmontée, et que les parties sont à l'abri des pressions et des secousses, la locomotion est, non-seulement exempte de danger, mais encore très-avantageuse, car on peut ainsi profiter des moyens puissants que l'hygiène met à notre disposition.

CHAPITRE II.

DE LA PROTHÈSE CHIRURGICALE.

Remplacer un organe absent, masquer une difformité, tel est le but que se propose la prothèse (πρό, au lieu de, et τίθημι, placer).

La prothèse remplace parfois un organe absent, au point de vue purement plastique, l'œil par exemple; d'autres fois, elle le remplace encore au point de vue fonctionnel, et c'est évidemment vers ce but que doivent tendre les efforts des chirurgiens et des fabricants. Il est beau, en effet, de masquer une difformité, mais le triomphe n'est-il pas beaucoup plus complet, quand on peut rendre au malade tout ou partie de la fonction qu'il avait perdue. Bien qu'à toutes les époques quelques esprits ingénieux aient tenté d'appliquer aux malades des appareils prothétiques, il est évident que c'est dans le xixe siècle, et pendant ces dernières années surtout, que cette branche de l'art a pris un développement tout à fait remarquable. Les fabricants d'yeux artificiels ont atteint la perfection, puisqu'il est impossible de distinguer l'œil artificiel de l'œil naturel ; la prothèse buccale, qu'elle s'applique aux dents, au voile du palais, à la voûte palatine, et même à la totalité des maxilliaires supérieurs et inférieurs, a fourni des résultats merveilleux qui autorisent le chirurgien à pratiquer des opérations presque audacieuses, certain qu'il est de pouvoir, par la suite, remplacer l'organe enlevé ; d'autre part, la prothèse palatine remplit si complétement son but qu'elle tient en échec la célèbre opération de staphyloraphie inventée par le chirurgien français Roux. Nous verrons plus loin que la prothèse des membres, beaucoup plus compliquée, plus difficile que les précédentes, n'est cependant pas restée en retard, grâce surtout aux travaux de M. le comte de Beaufort.

Nous examinerons successivement la prothèse oculaire, nasale, celle des membres supérieurs et inférieurs (1).

§ 1.—Prothèse oculaire.

Placer entre les paupières une coque mince de verre ou d'émail ressemblant exactement à l'œil sain, telle est la prothèse oculaire. Nous n'avons qu'à la signaler dans ce rapport, car rien n'a été produit de nouveau depuis 1862. Les yeux fabriqués par MM. Boissonneau père et fils continuent d'être d'une vérité rigoureuse. Les yeux artificiels exposés dans la partie espagnole sont notablement inférieurs aux yeux français.

§ 2. — Prothèse nasale.

Certaines affections de la peau ont souvent pour résultat la

____

(1) Tout ce qui concerne la prothèse buccale est traité par M. le docteur Evans.

destruction complète du nez. On a songé depuis longtemps
déjà à remplacer l'organe absent par des nez métalliques dont
l'effet est loin d'être satisfaisant. Nous avions vu, il y a quelques années, des nez en caoutchouc si exactement fabriqués,
comme forme et comme couleur que, à une certaine distance,
la méprise était possible. Nous regrettons que M. Luër, le
fabricant, ne les ait pas exposés dans sa vitrine.

§ 3. — Prothèse des membres supérieurs.

L'Exposition offrait un grand nombre de bras et mains artificiels. Presque tous les exposants français en ont orné leurs vitrines; nous en trouvons dans tous les pays; l'Angleterre elle-
même, qui n'a pas voulu concourir pour les instruments de l'art
médical, est représentée ici par un fabricant distingué, M. Mas-
ters. La prothèse du membre supérieur offre une importance
qui n'échappera à personne : c'est elle d'ailleurs qui nous offre
le progrès le plus important réalisé depuis l'Exposition de Londres en 1862; aussi allons-nous entrer dans quelques détails.

Pour bien comprendre les nombreux bras artificiels qui sont
à l'Exposition, il faut les étudier à deux points de vue différents : au point de vue plastique de la forme, de l'élégance,
et au point de vue utile. Presque tous les fabricants ont recherché le côté plastique, se préoccupant trop peu du
côté utile. Faire un bras artificiel qui ait la forme d'un bras
normal, qui puisse, une fois mis en place, tromper l'œil de l'observateur, tel a été leur but. On doit convenir que ce but a été
atteint surtout par M. Mathieu. Son bras artificiel est élégant,
léger; il exécute certains mouvements fort ingénieux, et la
difformité résultant de l'absence du bras est ainsi bien cor-
rigée. Mais ce bras artificiel, utile quand il ne faut que tromper, peut-il servir *réellement* dans les besoins ordinaires de
la vie? Évidemment non. Un bras artificiel, si bien fait qu'il
fût, était jusqu'alors un objet de luxe et non un objet utile,
et la preuve, c'est que l'Assistance publique adaptait au moignon de ses amputés un crochet pouvant permettre certains

travaux, et non une main artificielle, qui masquait mieux la difformité, mais nuisait plutôt qu'elle ne servait aux malades.

Il fallait donc chercher un système de bras artificiel qui, tout en masquant suffisamment la difformité, pût être *utile* aux blessés. C'est à ce résultat qu'est arrivé M. de Beaufort. Après avoir cherché bien des années, après avoir fait construire des bras bien compliqués, il est parvenu à construire un bras aussi simple qu'utile. Il l'appelle le bras du pauvre, juste dénomination, puisque son appareil est d'un prix très-modique et peut aider le simple travailleur.

Analysant les mouvements de la main, M. de Beaufort a compris qu'il était chimérique d'essayer de donner à une main artificielle les mouvements d'une main naturelle. Il a donc recherché le mouvement indispensable, qui est celui d'opposition du pouce, et ne s'est plus attaché qu'à obtenir celui-là. C'est ainsi que, abandonnant l'accessoire pour le principal, M. de Beaufort est arrivé à un magnifique résultat. La main naturelle fonctionne toujours, à très-peu d'exceptions près, comme une pince, le pouce formant une branche et les quatre autres doigts la deuxième branche de la pince. M. de Beaufort a fait une main composée des quatre doigts immobiles et demi-fléchis et du pouce mobile, placé en opposition avec le médius et l'index. Un simple ressort en caoutchouc adapté au pouce permet au malade d'écarter ou de rapprocher à volonté le pouce des autres doigts, et le problème de la préhension des objets se trouve ainsi résolu de la façon la plus complète et la plus simple. Qu'il me suffise de dire qu'un blessé de Crimée, amputé des deux bras, a pu faire, avec les appareils de M. de Beaufort, quatre parties d'échec sans que l'adversaire se doutât de sa mutilation. Plusieurs amputés que nous avons vus se servent de leur main artificielle pour tous les besoins ordinaires de la vie (1). La main de M. de Beau-

____

(1) Cette main artificielle ne saurait, bien entendu, remplacer le crochet, lorsqu'il est nécessaire de soulever un poids considérable.

fort, extrêmement légère, coûte infiniment moins cher que celles qu'on avait faites jusqu'ici, et elle est utile ; il est donc équitable de reconnaître que l'inventeur a rendu un réel service à la science et à l'humanité. Que l'amputation ait eu lieu au-dessus du poignet, au-dessus du coude ou dans l'articulation scapulo-humérale, c'est toujours le même système d'opposition du pouce avec les autres doigts. Lorsque le bras artificiel est complet, c'est-à-dire qu'il n'y a plus qu'un moignon à l'épaule, les mouvements de flexion, d'extension, de pronation et de supination se font de la manière la plus ingénieuse, ainsi que le démontre l'appareil de M. de Beaufort, monté dans la Salle des Secours aux blessés ; un simple mouvement de rotation en dehors, imprimé au moignon, met le bras dans l'extension et la supination ; un mouvement de rotation en dedans porte l'avant-bras dans la flexion et la pronation ; le bras peut être fixé à volonté et d'une manière très-solide dans cette dernière position qui est la plus souvent utile.

Il résulte de ce qui précède que la prothèse du membre supérieur a fait en France d'immenses progrès et laisse véritablement peu à désirer.

§ 4. — Prothèse des membres inférieurs.

La prothèse du membre inférieur a aussi exercé la sagacité des fabricants. Il existe à l'Exposition un nombre considérable de jambes artificielles, tant dans le palais que dans le parc, où les différents Comités de Secours aux blessés ont exposé leurs appareils prothétiques.

Il est beaucoup plus facile de remplacer utilement la jambe que le bras ; car il suffit de soutenir le poids du corps, et un simple pilon permet d'obtenir ce résultat. Mais il est bien évident que le pilon est l'enfance de l'art ; aussi les fabricants ont-ils construit des jambes mécaniques destinées non-seulement à soutenir le corps, mais encore à masquer la difformité. Malheureusement, les jambes artificielles sont souvent pesantes, fatiguent le malade et coûtent fort cher ; aussi le pilon, malgré sa simplicité, obtenait-il toujours la faveur des amputés.

C'est encore M. de Beaufort qui, dans ces dernières années, a fait subir à ce genre d'appareils les plus heureuses modifications.

M. de Beaufort, remarquant que le pilon était l'appareil préféré des malades, a eu la très-ingénieuse idée d'y adapter un pied en bois, de façon à agrandir de beaucoup l'étendue du point d'appui sur le sol et à détruire ainsi la principale objection faite au pilon. De plus, et c'est là un fait capital, l'inventeur a donné à la plante du pied une forme convexe qui permet au malade de se soulever sur le moignon, en même temps qu'il fléchit la jambe pour faire le pas en appuyant sur l'avant-pied ; il simule ainsi la marche normale. M. de Beaufort a de plus exposé une jambe artificielle articulée qui remplit toutes les conditions désirables. L'articulation du cou-de-pied, très-simple, est limitée de façon à donner à l'avant-pied la résistance nécessaire pour supporter le corps quand il s'appuie dessus, la jambe étant légèrement fléchie. L'avant-pied est lui-même mobile sur le pied, ce qui produit le même résultat dans la marche que le pied en bois à plante convexe. Ajoutons que la jambe de M. de Beaufort est très-légère, qu'elle ne coûte qu'un prix peu élevé et que l'expérience a déjà prononcé sur son utilité.

Je dirai des jambes artificielles ce que j'ai dit des bras ; beaucoup de fabricants ont exposé des appareils très-beaux, bien faits, pouvant tromper l'œil de l'observateur, mais que le malade est heureux d'abandonner pour le simple pilon.

Les fabricants français emploient avec avantage le cuir durci qui donne la légèreté. En Amérique, les appareils sont remarquablement légers et souvent bien compris ; le bois d'érable, qui en fait la base, leur donne une grande légèreté. Nous en dirons autant du Danemark, qui a exposé, dans la Salle des Secours aux blessés, plusieurs appareils réellement utiles.

Un point important, et auquel la plupart des fabricants se

sont attachés avec raison, c'est de ne pas prendre, suivant une ancienne habitude, un point d'appui sur l'ischion, pas plus que sur l'extrémité du moignon; il est préférable, toutes les fois que cela est possible, de se servir de toute la surface du membre.

En résumé, l'Exposition universelle de 1867 abonde en appareils prothétiques. Il en est qui sont très-défectueux sans doute, mais d'autres présentent de trop notables progrès pour que la science n'en tire pas à l'avenir un grand profit.

CHAPITRE III.

BANDAGES.

Les bandages sont en nombre à l'Exposition. Il en existe de genres très-divers; les uns, ce sont les plus nombreux et les plus importants, sont destinés à maintenir les hernies, les autres à protéger et soutenir l'abdomen, le thorax, les testicules, à comprimer le pied, la jambe, sous forme de bas, etc.

Les bandages herniaires constituent une partie importante de l'exposition de la classe 11; bien qu'on les retrouve dans les vitrines des exposants de tous les pays, il n'est pas douteux que, sous ce rapport, la France tienne réellement le premier rang. Malgré la grande variété des bandages exposés, il n'y a rien de bien nouveau depuis 1862, et cependant chaque bandagiste tient à honneur d'avoir son bandage qu'il trouve supérieur à celui des autres ; mais la nouveauté ne consiste le plus souvent que dans une manière différente d'articuler ou de fixer la pelote au bandage, ce qui n'a pas une grande importance. Un même bandage, en effet, ne peut convenir aux différentes espèces de hernie, et c'est là le point capital de toute l'histoire des bandages herniaires; telle hernie sera maintenue par un bandage quelconque ; telle autre ne sera maintenue que par un bandage anglais, une troisième par un bandage français : ce n'est pas ici le lieu d'indiquer la différence que présentent entre eux les bandages ; disons toutefois que le meilleur est celui qui se rapproche le plus de la pression digitale et que c'est, d'une manière générale, le bandage anglais. Dans ces dernières années, MM. Dupré et Robert ont construit un bandage très-différent des autres ; au lieu d'un ressort, il présente une tige rigide antérieure à laquelle sont attachées les deux pelotes construites en vue de la hernie qu'il faut maintenir ; ce bandage offre une grande résistance à l'effort des viscères abdominaux, et convient particulièrement aux hernies difficiles à contenir ; c'est un véritable progrès réalisé dans cette branche de l'industrie.

M. Galante a eu la pensée d'appliquer le caoutchouc à la confection des bandages herniaires. Il a remplacé la pelote ordinaire par une pelote de même forme en caoutchouc ; de plus il a construit un bandage exclusivement fait de cette substance ; les pelotes sont représentées par deux petites poches qu'il suffit d'insuffler pour leur donner la forme ordinaire. Ces bandages étant essentiellement nouveaux, nous n'avons encore aucune donnée sur leur valeur pratique.

Nous trouvons en résumé à l'Exposition le bandage français, le bandage anglais, le bandage dit *des prisons* (avec une pelote et une courroie sans ressort) le bandage à tige rigide antérieure, le bandage à pelote de caoutchouc et le bandage en caoutchouc. Nous n'avons qu'à signaler les ceintures abdominales hypogastriques, les suspensoirs, les bas élastiques, etc. ; bandages très-bien confectionnés en général, mais qui ne nous ont offert rien de nouveau.

Il en est de même des bougies et des sondes, qui ont atteint, depuis quelques années, un degré de perfection remarquable. Un fait important, toutefois, c'est que M. Belin confectionne des sondes et bougies irréprochables, pour des prix très-inférieurs à ceux de ses devanciers.

Le rapporteur de l'Exposition de Londres, M. le docteur Demarquay, avait déjà signalé l'heureuse application du caoutchouc à l'art médical. M. Galante a continué et étendu cette application. Sa vitrine renferme une foule d'appareils destinés à différents usages, la plupart très-ingénieux ; cette exposition est spéciale à la France ; il s'y trouve un bandage en caoutchouc destiné aux fractures de jambe. Il a pour but d'exercer une pression uniforme sur tout le membre. Cet appareil, utile peut-être dans les cas ordinaires (et alors un bandage beaucoup plus simple produira le même résultat), ne saurait convenir aux cas compliqués où un fragment tend à se déplacer, à faire issue à travers la peau, car une pression uniforme serait incapable de maintenir la fracture réduite.

Les pessaires exposés sont nombreux et variés : ils sont en gomme, en ivoire, en caoutchouc, etc. Bien qu'il date de plusieurs années, nous devons signaler le pessaire à tige mobile de M. Grandcollot qui a réalisé un véritable progrès.

CHAPITRE IV.

EXPOSITION DES COMITÉS DE SECOURS AUX BLESSÉS MILITAIRES DE TERRE ET DE MER.

C'est en grande partie à M. le docteur Evans que l'on doit l'organisation de cette belle exposition.

N'ayant pas à faire ressortir ici le but éminemment philanthropique de l'œuvre, nous n'en signalerons qu'une partie fort restreinte, à savoir, le matériel des secours immédiats à donner au blessé. Ce matériel consiste principalement en boîtes contenant les instruments, les objets nécessaires au premier pansement : charpie, amadou, attelles, bandes, compresses, etc. Chacun des Comités a exposé des sacs qui diffèrent un peu dans la forme, mais qui se valent presque tous au fond ; toutefois les sacs américains m'ont paru plus commodes et mieux aménagés. Ce qu'il y a d'essentiel, à mon avis, c'est que le sac soit le plus léger possible, et ne contienne rien d'inutile, rien qui ne doive servir au premier pansement.

L'indication la plus importante à remplir sur le champ de bataille, auprès d'un malade qui a une plaie d'articulation ou une fracture d'un membre, c'est l'immobilisation. Quand un membre fracturé est bien immobilisé dans une bonne position, le malade peut être transporté sans danger d'aggravation ; c'est pour atteindre ce but qu'ont été inventées plusieurs variétés d'attelles. Les Américains ont construit des attelles en bois d'érable très-légères, et leur ont imprimé la forme approximative du membre blessé. Nous les croyons peu utiles, car il y a une trop grande différence de longueur et d'épaisseur des membres suivant les sujets ; nous préférerions ces mêmes attelles droites comme celles de la pratique hospitalière. Les attelles en carton ont le privilége de se mouler sur le membre blessé, mais manquent peut-être de résistance. Les attelles articulées de M. le comte de Breda, fort ingénieuses, peuvent rendre parfois service, mais non dans les cas difficiles. Un des meilleurs moyens pour transporter les blessés, pour appliquer aux membres les topiques nécessaires et les immobiliser, tout en les surveillant, ce sont les gouttières en fil de fer dont nous faisons un si fréquent usage dans les hôpitaux civils. La gouttière, qui est flexible, peut être moulée sur le membre ; on remplit les vides avec du coton, de la charpie, des feuilles, et de la terre même, au besoin ; on établit une compression au degré voulu et sur le point voulu. Notre opinion est que les chirurgiens militaires doivent être munis d'un nombre de gouttières suffisant ; elles peuvent être emboîtées les unes dans les autres, et facilement transportées.

MM. Robert et Colin ont exposé une nouvelle gouttière très-ingénieuse, qui permet de soumettre la partie blessée à l'irrigation continue, sans mouiller le lit du malade. Les attelles en fil de fer sont également très-bonnes et remplissent plusieurs des conditions de la gouttière. Nous ne connaissons cependant rien de préférable, rien de plus facile à appliquer, pour toutes

les fractures simples et compliquées du membre supérieur, de
la jambe ou du genou, que les appareils à attelles plâtrées,
imaginés en France par M. Maisonneuve ; il faut pour cela du
plâtre, de l'eau et une étoffe légère, telle que la gaze qui sert
à confectionner les cataplasmes ; nous pensons que ce moyen
de contention doit être employé toutes les fois que c'est possible, car rien ne saurait mieux, et en quelques minutes,
immobiliser solidement le membre blessé dans la position que
le chirurgien trouve convenable.

La Société de Secours a exposé des membres artificiels que
nous avons déjà suffisamment signalés.

MODÈLES D'ANATOMIE

—

L'idée de reproduire avec la cire les différentes parties du corps humain est assurément très-ancienne, mais c'est seulement à notre époque qu'elle a donné lieu à une véritable industrie ; ce ne sont plus seulement les formes extérieures, ainsi qu'on s'est borné à le faire pendant longtemps, mais encore les détails les plus intimes de l'anatomie normale et pathologique que l'on s'est proposé de reproduire fidèlement à l'aide de la cire. Le premier en France, au commencement du XIXe siècle, le docteur Laumonier, de Rouen, fabriqua des modèles d'anatomie en cire et fit école. La Faculté de Médecine en possède encore aujourd'hui un très-bel échantillon, dans le musée Orfila. Après le docteur Laumonier vinrent quelques industriels : Dupont, Talrich père, Guy aîné, Vasseur et Talrich fils.

Cette industrie s'est très-peu répandue, ce qui s'explique par le petit nombre de personnes qu'elle intéresse. C'est en France surtout qu'elle est représentée aujourd'hui, grâce à deux hommes très-habiles, MM. Vasseur et Talrich fils. Le premier surtout a fait progresser le modelage en cire d'une manière surprenante, dans ces dernières années ; il a souvent atteint la perfection. Il suffit de voir dans le palais du Champ-de-Mars les quelques pièces exposées par l'Italie, l'Allemagne et l'Espagne, pour constater que ce pays, et les derniers surtout, sont loin de pouvoir sous ce rapport , rivaliser avec la France. Il est juste cependant de citer une belle pièce italienne reproduisant les artères et nerfs de la tête et du cou, due à M. Copani,

§ 1. — Modèles en cire.

La cire sert à reproduire : 1° l'anatomie normale ; 2° l'anatomie pathologique.

1° *Anatomie normale.*—MM. Vasseur et Talrich ont exposé de nombreuses pièces d'anatomie normale, représentant les membres, les viscères, etc. Ces pièces sont fort belles, bien exécutées, mais elles sont pesantes, difficiles à manier et en somme peu instructives ; c'est tout au plus si elles sont curieuses. Je conseillerais volontiers aux modeleurs de ne pas reproduire ces grandes pièces de splanchnologie, qui sont fort coûteuses et n'apprennent que peu de chose aux médecins et aux élèves.

Mais il est un autre genre de pièces que M. Vasseur exécute merveilleusement et qui peuvent être d'un grand secours, soit pour l'élève qui veut apprendre, soit pour le professeur qui veut enseigner ; ce sont des pièces partielles d'angéiologie et de névrologie. J'ai vu chez M. Vasseur d'admirables pièces représentant les nerfs crâniens, c'est-à-dire ceux qui sont les plus difficiles à disséquer, et par conséquent à étudier. Voici comment procède l'ingénieux fabricant, afin d'avoir les rapports exacts. Il se sert d'un véritable squelette du crâne, y pratique les coupes convenables, conserve ou agrandit selon qu'il est nécessaire les trous de la base ; puis il applique, sur la pièce ainsi préparée, des nerfs avec leurs troncs, leurs rameaux, leurs ramuscules, leurs plus minutieux détails enfin, nerfs qu'il fabrique de toute pièce et avec une rare perfection. Ces nerfs sont simplement des fils enduits de cire vierge, qui présentent ainsi une résistance suffisante pour garder la direction normale. Ces pièces, on le répète, sont admirables; elles reproduisent rigoureusement la nature ; elles permettent à l'élève d'étudier aussi bien que sur le cadavre des points délicats d'anatomie qu'une grande habitude permet seule de desséquer, et que les planches sont impuissantes à représenter complétement. M. Vasseur reproduit avec autant d'exactitude les artères et les veines. Appliquant son système aux principaux troncs artériels, veineux et nerveux de l'économie, à condition de rester dans la vérité anatomique la plus scrupuleuse, M. Vasseur, avec sa grande habileté manuelle, peut faire pour des médecins le musée le plus curieux, le plus instructif qu'on puisse imaginer.

Nous ne pouvons achever de parler de l'anatomie normale sans signaler les coupes osseuses dont M. Vasseur a seul le secret. Il est impossible de mieux démontrer qu'il ne le fait les détails intimes de l'appareil auditif, l'oreille moyenne, et ceux de l'oreille interne, sur des rochers humains à l'aide de simples coupes. Il imite encore la nature au point de tromper l'œil de l'anatomiste le plus exercé, dans ses pièces d'arthologie. J'ai remarqué entre autres l'articulation occipito-axoïdienne, l'une des plus difficiles à démontrer du corps humain. Nous avons également rencontré en Allemagne quelques coupes osseuses bien réussies, pratiquées par le professeur Teichmann. C'est ici le lieu de signaler les pièces anatomiques du professeur Hyrtl, de Vienne; elles sont préparées suivant un procédé que nous appelons en France, *procédé par corrosion*. Si la France n'a pas exposé de pièces analogues, ce n'est pas à dire que le procédé y soit inconnu ou n'y ait pas été mis en usage; il a été souvent employé, et par nous-même en particulier il y a plusieurs années. Disons d'abord en quoi il consiste.

Après avoir préalablement bien nettoyé les vaisseaux de l'organe à injecter, on remplit ces derniers avec une injection composée de matières résineuses, inattaquable par les acides. L'organe est ensuite plongé dans un vase contenant un acide puissant, tel que l'acide chlorhydrique ou sulfurique. Cet acide détruit rapidement toutes les parties organiques et il ne reste plus que la matière résineuse qui a conservé la forme, le volume, les rapports exacts des canaux injectés.

Ces pièces, d'une exécution facile, étonnent beaucoup celui qui en ignore le mode de préparation. Elles produisent un effet très-brillant ; mais sont-elles bien utiles ? Elles nous ont paru en France ne satisfaire que la vue, et nous y avons renoncé pour cette raison. Sans contredit, les rapports respectifs des artères et des veines peuvent être ainsi rigoureusement démontrés, mais quand il s'agit des capillaires et c'est toujours là le point délicat et obscur en anatomie, les pièces par corrosion ne sont plus d'aucun secours. De plus, ce mode de préparation applicable aux viscères splanchniques est conséquemment très-limité. Les poumons, le foie, le rein surtout chez plusieurs mammifères, ont fait l'objet de l'étude du professeur Hyrtl ; après avoir fait ressortir le peu d'utilité de ces pièces en général, on doit dire que celles-ci sont remarquablement réussies.

2° *Anatomie pathologique.* — S'il est vrai que les modèles d'anatomie normale ont besoin d'une exactitude rigoureuse pour être utiles, cela est au moins aussi vrai pour les modèles d'anatomie pathologique : j'ajoute que la vérité anatomique est plus difficile à obtenir dans ce second cas, car il ne s'agit plus seulement de placer les parties dans leurs rapports normaux, mais bien de leur donner certaines nuances, souvent fort délicates, qu'un artiste seul peut reproduire. Une pièce d'anatomie normale médiocre peut encore être utile ; une pièce d'anatomie pathologique inexacte n'a plus aucune valeur, car une pièce ne vaut qu'autant qu'elle remplace le malade lui-même.

Chacun a pu admirer dans le palais du Champ-de-Mars les nombreux modèles des maladies de la peau exposés par M. Vasseur. Pour se convaincre des très-grands progrès qu'a réalisés l'auteur, il suffit de jeter un coup d'œil sur les pièces léguées à M. Vasseur par son prédécesseur, M. Guy aîné. Il y a la même différence qu'entre la vérité et l'erreur

Voici comment procède M. Vasseur. Étant donné un cas curieux, qu'il s'agit de conserver, il moule en plâtre la partie malade, si le sujet veut bien s'y prêter, et coule dans le moule de la cire vierge. Si le coulage est impossible, M. Vasseur se sert alors d'un moule reproduisant le plus exactement possible la forme de la région malade. La cire a été préalablement colorée de façon à prendre la teinte de la chair. Cela fait, il s'agit d'imiter l'éruption, que ce soit une vésicule, ou une pustule, une papule, une squamme, etc. C'est ici qu'intervient le véritable artiste. Ayant devant lui des morceaux de cire de nuances diverses, M. Vasseur, avec un stylet chauffé, les manie comme un peintre fait de ses couleurs et reproduit toutes les lésions cutanées avec l'exactitude que l'on connaît.

M. Vasseur a eu l'idée de couler dans ses moules une substance autre que la cire, dont il ne divulgue pas la composition. Les pièces ainsi obtenues sont légères comme du carton et parfaitement exactes.

Il résulte de ce qui précède que l'exposition de M. Vasseur offre un réel intérêt; que ses pièces sont appelées à rendre de grands services à la science, et qu'il faut d'autant plus féliciter l'auteur de ses efforts que son industrie n'a que des débouchés fort limités.

Il est juste de signaler la collection d'yeux pathologiques de M. Talrich, imcomparablement supérieure à celle qu'on trouve en Espagne. Nous avons également remarqué les pièces reproduisant plusieurs lésions vésicales : cystites, calculs, etc. Quelques-unes d'entre elles méritent les plus grands éloges.

§ 2. — Anatomie plastique de M. Auzoux.

Il a été trop parlé des remarquables pièces de M. Auzoux dans les comptes rendus des Expositions précédentes pour que nous ayons à y insister longuement ici.

Je ne ferai que signaler ce que l'auteur a ajouté depuis 1862 à sa collection, déjà si nombreuse.

Profitant des recherches modernes sur la direction et la distribution des tubes nerveux dans l'encéphale, ayant lui-même étudié avec grand soin ce sujet difficile et obscur, M. Auzoux a construit une pièce très-importante qui a pour but de démontrer comment se comportent, dans le cerveau, la protubérance annulaire et le cervelet, les fibres motrices et sensitives provenant de la moelle épinière ; l'auteur a réuni dans une même pièce tous les détails si compliqués de la texture cérébrale. On doit l'en féliciter au point de vue de la difficulté vaincue, mais il nous paraît que des pièces plus simples que des pièces partielles seraient plus profitables.

Le gorille a été pour M. Auzoux l'objet d'une étude extrêmement intéressante. Grâce à l'auteur, nous avons des notions exactes sur l'anatomie et sur le développement de ce puissant animal ; la collection de crânes surtout présente un vif intérêt.

Les fleurs et les fruits forment le troisième sujet que M. Auzoux a reproduit par son procédé ; ils n'existaient pas dans les Expositions précédentes. La nature est fidèlement reproduite et les détails infiniment grossis peuvent frapper les yeux les moins exercés. Nous citerons comme exemple la texture du grain de blé.

Qu'il nous suffise d'ajouter que M. Auzoux continue à exercer avec le plus grand et le plus légitime succès une industrie sans rivale dans le monde entier.

Paris. — Imp. Paul Dupont, rue de Grenelle-Saint-Honoré, 45.